Aumento de Peso em Pacientes Psiquiátricos

Autor principal: Rose Mary Carvalho Pinheiro [1]

Co-autor: Paulo Ricardo Alves [2]

[1] Médica especialista em Psiquiatria; Doutora em Neurociências pela PUCRS; médica do Centro de Neuromodulação e Monitorização Cardiaca/ A Casa Branca (Porto Alegre/RS).

[2] Médico especialista em Medicina Interna, Cardiologia e Médico do Trabalho; médico do Centro de Neuromodulação e Monitorização Cardíaca/ A Casa Branca (Porto Alegre/RS).

A autora declara não haver conflito de interesses.

Agradecimentos

Aos pacientes que participaram desde estudo!

Gratidão!

Índice

1. Resumo

2. Introdução

3. Metodologia

4. Resultados

5. Discussão

6. Conclusão

7. Referências Bibliográficas

1. Resumo

Justificativa:

O objetivo deste trabalho foi avaliar a variação do peso através do Índice de Massa Corporal (IMC) ao longo do tratamento para diversas patologias psiquiátricas, numa amostra da população assistida por uma clínica particular de Psiquiatria em Porto Alegre/RS. A epidemiologia a respeito das doenças psiquiátricas e das comorbidades clínicas apresentadas pelos portadores de sofrimento mental são temas de interesse cada vez maior, principalmente pelo fato de que são condições

crônicas que acabarão interagindo com outras desordens ao longo do tratamento. A questão do sobrepeso e obesidade, associados ou não a comorbidades de qualquer natureza, é alvo de preocupação estabelecido, uma vez que dados comprovam a situação epidêmica da obesidade e sua relação direta com morbi-mortalidade aumentada. A associação entre obesidade e depressão, bem como outros transtornos mentais, tem sido repetitivamente estabelecida, e com objetivo de melhorar o tratamento e estabelecer prevenção, é importante compreender melhor a interação longitudinal destas condições.

Métodos:

Realizamos uma análise prospectiva a partir dos registros de um grupo de pacientes que receberam tratamento psiquiátrico devido à

qualquer diagnóstico psiquiátrico segundo o CID-10, submetidos ao primeiro tratamento farmacológico regular por mais de um ano, idade maior ou igual à 18 anos, registros de peso (inicial e final) e altura, preenchimento do Termo de Consentimento Informado. A busca foi realizada de forma consecutiva nos registros de pacientes de uma clínica particular de Psiquiatria, abrangendo todo o período de funcionamento da clínica (1995-2009), e obteve informações sobre sexo, idade, data do início do tratamento, peso inicial e final, altura, diagnóstico psiquiátrico principal, tratamento medicamentoso, IMC inicial e final, e tempo total de tratamento. Foi utilizado o programa *SPSS10.0 para Windows,* e para a comparação de médias entre amostras independentes, os testes não-paramétricos de *Mann-Whitney* e Qui-quadrado foram utilizados. A estatística

descritiva será apresentada em forma de média mais ou menos o desvio padrão. Todos os testes foram conduzidos admitindo-se um $p<0,05$ para valores estatisticamente significativos.

Resultados:

Foram revisados 322 pacientes, e destes, 76 apresentaram os critérios de inclusão. A amostra foi composta em sua maioria por pacientes do sexo feminino (71%, n=54/76) e os homens representaram 29% do total. A média de idade geral foi de 39,2 anos (18-69 anos), sem diferença significativa entre gêneros. O tempo médio de seguimento da amostra foi de 4,8 anos (1-12 anos), sem diferença estatisticamente significativa entre gêneros. O IMC final, em média, aumentou ao longo do seguimento, passou de $26,4 \pm 1,2$

iniciais para 27,7 ± 1,4 ao final, demonstrando um incremento significativo (*p*=0,01) e uma tendência de sobrepeso nesta população. Comparando os gêneros, os homens apresentaram maior média final de IMC do que as mulheres (p=0,03).

Tabela 1. Sexo, idade, variação de IMC e tempo de seguimento da amostra.

Sexo	n	Idade (média, anos)	IMC inicial média	IMC final média	Tempo de seguimento (anos)
Feminino	54	39,2	25,9	27,0	4,7
Masculino	22	39,3	27,7	30,5	5
geral	76	39,2	26,4	28,0	4,8

Tabela 2. Variação do IMC conforme sexo.

	Sexo	n	Média	Desvio padrão	Intervalo de Confiança 95%	
IMC inicial	feminino	54	25,9*	5,6	24,3	27,4
	masculino	22	27,7*	4,2	25,9	29,6
	Total	76	26,4	5,3	25,2	27,6
IMC final	feminino	54	27,0*	5,6	25,4	28,5
	masculino	22	30,5*	8,0	27,0	34,1
	Total	76	28,0	6,6	26,5	29,5

*p=0.01 para diferença dos IMC inicial e p=0,03 para diferença dos IMC final entre homens e mulheres no Teste de Mann-Whitney.

Todos os indivíduos da amostra submeteram-se a tratamento psiquiátrico farmacológico, e em linhas gerais, a moda foi uso de 4 fármacos enquanto a média foi de 2,8 fármacos, pois a maioria dos pacientes (64%) utilizou esquema de 2-4 fármacos. Os fármacos utilizados foram diversos, em forma de esquemas combinados de tratamento, e envolveu antidepressivos tricíclicos, inibidores seletivos da recaptação da serotonina, antipsicóticos, anticonvulsivantes, moduladores de humor e anfetaminas.

Conclusão:

Nosso estudo propôs-se a realizar uma avaliação geral sobre a questão sobrepeso/obesidade numa população portadora de diversos transtornos mentais. Nossos dados foram compatíveis com a literatura disponível. Demonstramos que o IMC final, em média, aumentou ao longo do seguimento, passou de 26,4 ± 1,2 iniciais para 27,7 ± 1,4 ao final, demonstrando um incremento significativo ($p=0,01$) e uma tendência de sobrepeso nesta população. Comparando os gêneros, os homens apresentaram maior média final de IMC do que as mulheres ($p=0,03$). Certamente, uma análise aprofundada sobre os possíveis efeitos dos fármacos utilizados é necessária, bem como buscar comorbidades que eventualmente

possam estar relacionadas ao ganho de peso. A cronicidade e complexidade dos distúrbios psiquiátricos e metabólicos se potencializam quando ocorrem simultaneamente, justificando a crescente preocupação dos profissionais envolvidos e da sociedade em si, uma vez que são condições altamente incapacitantes e com grande impacto social.

Palavras-chave: transtornos psiquiátricos, sobrepeso, obesidade, índice de massa corporal, CID-10, aumento de peso.

2. Introdução

A epidemiologia a respeito das doenças psiquiátricas e das comorbidades clínicas apresentadas pelos portadores de sofrimento mental são temas de interesse cada vez maior, tanto pelo aumento da freqüência destes transtornos, quanto pelo fato de que são condições crônicas que acabarão interagindo com outras desordens ao longo do tratamento.

De forma relativamente recente soma-se a este quadro outro sério problema de saúde pública com status de epidemia: o aumento do

peso e a obesidade da população mundial. O fardo enorme da maior parte das doenças mentais é óbvio, com os transtornos neuropsiquiátricos a preencher seis das dez principais causas de incapacidade em anos de vida ajustados na década de 1990 (medido pelos anos de vida com a deficiência) no mundo, a saber: depressão maior unipolar (50,8 milhões /10,7% do total, mais que o dobro da segunda colocada), anemia ferropriva, quedas, uso de álcool, a DPOC, o transtorno bipolar, anomalias congênitas, osteoartrites, esquizofrenia e transtorno obsessivo-compulsivo (1).

A associação entre obesidade e depressão tem sido repetitivamente estabelecida, e com objetivo de melhorar o tratamento e estabelecer

prevenção, é importante compreender melhor a interação longitudinal destas condições.

Uma metanálise explorou a relação bidirecional entre depressão e sobrepeso/obesidade (conforme IMC) em estudos longitudinais com mais de 1 ano de *follow-up*, e ao final obteve evidências de que obesidade aumentou o risco de depressão (OR: 1,55, IC_{95}:1,22-1,98, *p*<0,001) bem como o sobrepeso também aumentou o risco de depressão (OR: 1,27, IC_{95}: 1,07-1,51, *p*<0,01); da mesma maneira, a depressão aumentou as chances para desenvolver obesidade (OR: 1,58, IC_{95}: 1,33-1,87, *p*<0,001), principalmente naqueles com *follow-up* de mais de 10 anos, de modo que pessoas acometidas tiveram 58% de chances de desenvolver obesidade (2).

As possibilidades de interações entre essas condições podem ser exploradas a partir de diferentes pontos de vista, por exemplo, admite-se que indivíduos deprimidos, devido ao sistema de resposta ao estresse desregulado ou pelo fato de levarem um estilo de vida pouco saudável, desenvolvam sobrepeso e obesidade ao longo do tempo, da mesma forma que pode ser que entre os obesos, principalmente pelas questões de auto-imagem e auto-estima desenvolvam maiores taxas de transtornos do humor ao longo do tempo. Estudos longitudinais são essenciais para que se observem estas relações.

A obesidade atualmente tem sido vista como uma doença com caráter inflamatório, pois se observa que o aumento de peso ativa as cascatas inflamatórias, do mesmo modo que

a inflamação parece estar envolvida na patogênese da depressão. Também, é importante ressaltar a relevância do eixo hipotálamo-hipófise-adrenal que está desregulado tanto na obesidade quanto na depressão (3,4).

Os antidepressivos também exercem papel fundamental na relação com o ganho de peso, contudo em nos estudos aqui relacionados, não houve diferenças entre os grupos que usaram ou não psicotrópicos.

Num estudo controlado que objetivou avaliar as comorbidades clínicas associadas à depressão, 1546 participantes com depressão crônica recorrente apresentaram significativamente maior freqüência de, em ordem decrescente: úlceras gástricas, alergias da via aérea superior, osteoartrites, doenças

tireóideas, HAS e asma. Apesar de não ter avaliado o sobrepeso e a obesidade como patologias, neste estudo, a avaliação do IMC demonstrou que os pacientes apresentavam sobrepeso, uma vez que tanto entre os homens quanto em mulheres o IMC médio foi significativamente maior que os controles (27,07 e 26,85, respectivamente) (5).

Também no transtorno bipolar há a preocupação com o monitoramento do peso, já que os tratamentos para o transtorno bipolar podem aumentar o risco para disfunção tireóidea, ganho de peso e dislipidemia. Devido a estes riscos, um regime planejado para monitorização do paciente é recomendada para rastrear problemas tais como flutuações na função tireóidea, peso, pressão arterial, glicemia e perfil lipídico (6).

O objetivo deste trabalho foi avaliar a variação do peso através do IMC ao longo do tratamento para diversas patologias psiquiátricas, numa amostra da população assistida por uma clínica particular de Psiquiatria em Porto Alegre/RS.

3. Metodologia

Sujeitos da pesquisa: esta é uma análise prospectiva dos registros de um grupo de pacientes que receberam tratamento psiquiátrico devido à qualquer diagnóstico conforme o DSM-IV e o CID-10, submetidos a tratamento farmacológico regular por mais de um ano. Ainda conforme os critérios de inclusão: idade maior ou igual à 18 anos, primeiro tratamento psiquiatrico-farmacológico regular, registros de peso e altura realizados pelo menos na admissão e ao final,

preenchimento do Termo de Consentimento Informado.

A busca foi realizada de forma consecutiva nos registros de pacientes de uma clínica particular de Psiquiatria, abrangendo todo o período de funcionamento da clínica (1995-2009), e obteve informações sobre sexo, idade, data do início do tratamento, peso inicial e final, altura, diagnóstico principal, tratamento medicamentoso, IMC inicial e final, tempo total de tratamento e comorbidades.

Todos os preceitos éticos serão seguidos conforme a resolução 196 de 09/10/1996 do Conselho Nacional de Saúde do Ministério da Saúde, em especial no que diz respeito à privacidade e sigilo das informações e publicação dos resultados da pesquisa. O

projeto foi submetido ao Comitê de Ética para fins de apreciação, adequação e registro.

Estatística: os resultados serão inicialmente demonstrados com estatística descritiva, utilizando média e desvio padrão como medidas de tendência central e dispersão, com intervalo de confiança de 95%; e para a análise estatística inferencial foi utilizado o programa *SPSS10.0 para Windows*. Para fins de classificação, as freqüências absolutas e percentuais das variáveis foram calculadas. Para a comparação de médias entre amostras independentes, os testes não-paramétricos de *Mann-Whitney* e Qui-quadrado foram utilizados. Todos os testes fora conduzidos admitindo-se um $p<0,05$ para valores estatisticamente significativos.

4. Resultados

Ao total foram revisados 322 prontuários médicos de pacientes, e destes, 76 apresentaram os critérios de inclusão.

A amostra foi composta em sua maioria por pacientes do sexo feminino (71%, n=54/76) e os homens representaram 29% do total. A média de idade geral foi de 39,2 anos (18-69 anos), e respectivamente 39,2 e 39,3 para mulheres e homens, sem diferença significativa entre gêneros (Tabela 1).

O tempo médio de seguimento da amostra foi de 4,8 anos (1-12 anos), mulheres 4,7 anos

e homens, 5 anos, em média, sem diferença estatisticamente significativa entre gêneros (p=0,7) (Tabela 1).

O IMC final, em média, aumentou ao longo do seguimento, passou de 26,4 ± 1,2 iniciais para 27,7 ± 1,4 ao final, demonstrando um incremento significativo (*p*=0,01) e uma tendência de sobrepeso nesta população (Tabela 1).

Tabela 1. Idade, variação de IMC e tempo de seguimento da amostra.

	n	Idade (média, anos)	IMC inicial média	IMC final média	Tempo de seguimento (anos)
Feminino	54	39,2	25,9	27,0	4,7
Masculino	22	39,3	27,7	30,5	5
Geral (média)	76	39,2	26,4	28,0	4,8

O IMC inicial médio para as mulheres foi de 25,9 ± 1,5, indicando que nesta amostra as mulheres, em média, iniciaram o tratamento com sobrepeso, e o IMC final foi de 27 ± 1,5, uma diferença significativa, demonstrando que ocorreu um acréscimo de peso ao longo do tratamento ($p=0,01$) (Tabela 2).

Entre as mulheres, 46% (n=25) chegaram com IMC>25, e destas 7 já apresentavam obesidade (IMC>30); entre os homens, 68% já chegaram com IMC>25 e destes, 5 eram obesos.

Comparando os gêneros, os homens apresentaram maior média final de IMC do que as mulheres (p=0,03) (Tabela 2).

Não houve diferença entre maior ou menor tempo de tratamento, categorizados conforme a observação da moda do tempo de seguimento de 4 anos, em menor e maior ou igual a 4 anos de seguimento, relacionado à variação de IMC.

Tabela 2. Variação do IMC conforme sexo.

	Sexo	n	Média	Desvio padrão	Intervalo de Confiança 95%	
IMC inicial	feminino	54	25,9*	5,6	24,3	27,4
	masculino	22	27,7*	4,2	25,9	29,6
	Total	76	26,4	5,3	25,2	27,6
IMC final	feminino	54	27,0*	5,6	25,4	28,5
	masculino	22	30,5*	8,0	27,0	34,1
	Total	76	28,0	6,6	26,5	29,5

*p=0.01 para diferença dos IMC inicial e p=0,03 para diferença dos IMC final entre homens e mulheres no Teste de Mann Whitney

Entre as mulheres, 46% (n=25) chegaram com IMC>25, e destas 7 já apresentavam obesidade (IMC>30); entre os homens, 68% já chegaram com IMC>25 e destes, 5 eram obesos.

Quanto aos diagnósticos, os transtornos afetivos, os transtornos neuróticos e distúrbios de ansiedade e os transtornos devido ao uso de substâncias psicoativas foram, nesta ordem, os mais freqüentes (Figura 1).

Figura 1. Distribuição dos diagnósticos conforme CID 10.

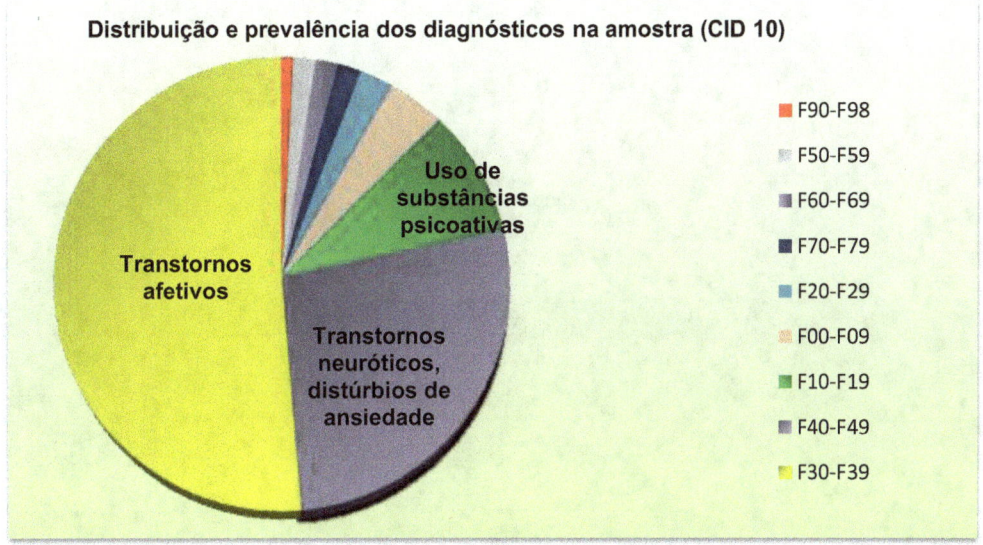

Todos os indivíduos da amostra submeteram-se a tratamento psiquiátrico farmacológico, e em linhas gerais, a moda foi uso de 4 fármacos enquanto a média foi de 2,8 fármacos, pois a maioria dos pacientes (64%) utilizou esquema de 2-4 fármacos.

Os fármacos utilizados foram diversos, em forma de esquemas combinados de tratamento, e envolveu antidepressivos tricíclicos, inibidores seletivos da recaptação da serotonina, antipsicóticos, anticonvulsivantes, moduladores de humor e anfetaminas.

5. Discussão

A alta prevalência de transtornos mentais e transtornos metabólicos envolvendo excesso de peso leva a uma procura cada vez maior sobre informações quanto ao manejo destas condições quando combinadas.

Nossa amostra foi composta em sua maioria por pacientes do sexo feminino, média de idade geral foi de 39,2 anos sem diferença significativa entre gêneros, e mostrou-se semelhante aos dados encontrados na literatura.

O tempo médio de seguimento da amostra foi de 4,8 anos (1-12 anos), sem diferença estatisticamente significativa entre gêneros.

O IMC final, em média, aumentou ao longo do seguimento, passou de 26,4 $\pm$ 1,2 iniciais para 27,7 $\pm$ 1,4 ao final, demonstrando um incremento significativo ($p=0,01$) e uma tendência de sobrepeso na população estudada.

Os transtornos afetivos, os transtornos neuróticos e distúrbios de ansiedade e os transtornos devido ao uso de substâncias psicoativas foram, nesta ordem, os mais freqüentes.

No Brasil, num estudo de base populacional com adultos, realizado em 2006, avaliou 49.395 indivíduos encontrou uma prevalência de sobrepeso de 47% para os

homens e 39% para as mulheres, e de obesidade, 11% para ambos os sexos (7). A amostra foi composta em sua maioria por pacientes do sexo feminino, média de idade geral foi de 39,2 anos sem diferença significativa entre gêneros, mostrou-se semelhante aos dados encontrados na literatura.

Em nossa amostra, 46% das mulheres chegaram com IMC>25, e destas 7 já apresentavam obesidade (IMC>30); entre os homens, 68% já chegaram com IMC>25 e destes, 5 eram obesos; totalizando 14% a freqüência de obesidade em nossa amostra, para ambos os gêneros.

O IMC final, em média, aumentou ao longo do seguimento, passou de 26,4 $\pm$ 1,2 iniciais para 27,7 $\pm$ 1,4 ao final, demonstrando um incremento significativo (p=0,01) e uma

tendência de sobrepeso na população estudada.

Segundo um estudo epidemiológico norte-americano que avaliou associações entre o IMC e distúrbios psiquiátricos, utilizando dados de 41.654 indivíduos, a variável contínua do IMC foi significativamente associada com mais transtornos de humor, ansiedade e personalidade. Os indivíduos diagnosticados como obesos apresentavam maior probabilidade de algum transtorno do humor, ansiedade e uso de álcool, bem como qualquer transtorno de personalidade (OR 1,21-2,08) (8).

Como o foco do trabalho não foi detalhar as correlações entre os transtornos de uma forma específica, optou-se por categorizar os participantes através do CID 10. No mesmo estudo supracitado, os transtornos do humor e

transtornos de personalidade, conforme DSM-IVR, associados à obesidade incluem depressão maior, distimia, e o episódio maníaco (OR 1.45-2.70) e transtorno de personalidade anti-social, esquiva, esquizóide, paranóide e obsessivo-compulsivo (OR, 1.31-2.55). Comparados com indivíduos de peso normal, sobrepeso moderado foi significativamente associado com a ansiedade e alguns transtornos por uso de substância, mas não transtornos de humor ou personalidade.

Transtornos de ansiedade específicos que ocorreram em taxas significativamente mais elevadas entre todas as categorias de peso normal e superior foram de ansiedade generalizada, pânico sem agorafobia e fobia

específica (OR, 1.23-2.60). Baixo peso foi significativamente relacionado a apenas alguns distúrbios, que foi positivamente relacionada com a fobia específica (OR, 1,31) e episódio maníaco (OR, 1,83), e negativamente associada com fobia social (OR, 0,60), transtorno do pânico com agorafobia (OR, 0,40), e transtorno de personalidade esquiva (OR, 0,59) (8).

Nossa preocupação e da literatura atual, provém do fato de que os portadores de sofrimento mental são pacientes crônicos, geralmente usuários de polifarmácia, exatamente em decorrência da complexidade peculiar do transtorno psiquiátrico, e que ao longo da vida estão sujeitos a apresentar as mesmas comorbidades clínicas que acometem os pacientes não psiquiátricos, com o

agravante de já serem portadores de uma condição crônica que frequentemente altera, por si só e pelo tratamento, a homeostase metabólico-hormonal e a própria capacidade de autocuidado do indivíduo.

Num estudo brasileiro, retrospectivo, em 1213 adultos com média de idade de 45,2 ± 12,8 anos, e maioria feminina, avaliou a relação entre obesidade e os principais agentes etiológicos para risco aumentado de morbimortalidade cardiovascular (hipertensão arterial, diabete melito, dislipidemias) e concluiu que o IMC se correlacionou de forma significativa com alto risco cardiovascular nesta amostra representativa da população brasileira ($p < 0.0001$). Certamente esta relação já está estabelecida desde o Estudo de Framingham,

porém é sempre pertinente que busquemos conhecer a realidade da nossa população (9).

Num estudo prospectivo com mais de um milhão de adultos norte-americanos e 14 anos de follow-up que buscou investigar fatores envolvidos na correlação entre IMC e mortalidade, avaliou que o risco global de mortalidade aumenta com o aumento do sobrepeso e obesidade tanto para homens quanto para mulheres em todas as faixas etárias estudadas (10).

Quanto a associação das comorbidades em questão, os transtornos psiquiátricos e metabólicos, uma revisão norte-americana concluiu que indivíduos com transtornos psiquiátricos tendem a ter excesso de morbidade.

Segundo este estudo, estes sujeitos têm taxas elevadas de doenças respiratórias, doenças infecciosas, o abuso de substâncias, obesidade, diabetes mellitus e doenças cardiovasculares. Pessoas com esquizofrenia e transtornos afetivos também têm uma alta prevalência de fatores de risco para doenças cardiovasculares, como diabetes e obesidade, que são da ordem de 1,5 a 2,0 vezes maior que na população em geral, isso se traduz em taxas de aumento da mortalidade por doenças cardiovasculares (11).

Indivíduos com transtornos psiquiátricos tendem a ter mais doenças num período mais curto do que o população geral, e o risco de morte prematura é especialmente elevado para esquizofrenia e depressão unipolar. Da mesma forma, as pessoas com transtornos afetivos

bipolar ou unipolar também têm maiores taxas de mortalidade do que a população geral. No transtorno bipolar, taxas de mortalidade são cerca de duas vezes maior que na população geral (1,9 nos homens e 2,1 nas mulheres); para as pessoas com depressão maior unipolar, as taxas de mortalidade são de 1,5 em homens e 1,6 nas mulheres (11).

Em outro estudo, com base populacional Canadense, composto por adultos de 20 a 64 anos de idade, foi observado que a obesidade foi significativamente associada com transtornos de humor, mas não com transtornos de ansiedade. Quando ajustados para sexo, local de nascimento, tabagismo e limitações funcionais, as quais foram significativamente associados com a obesidade, as chances de obesidade

mantiveram-se significativamente maior em pessoas com transtornos de humor (com ou sem distúrbios de ansiedade). Ainda não está claro se a relação entre obesidade e depressão é causal, e em caso afirmativo, se a depressão provoca obesidade ou a obesidade provoca depressão. Implicações para os prestadores de cuidados de saúde e sugestões para futuras pesquisas são discutidas (12).

No que diz respeito à associação entre sobrepeso e ter humor e/ou transtornos de ansiedade, os resultados deste estudo revelaram uma associação significante do sobrepeso com transtornos de humor e de associação insignificante de excesso de peso com transtornos de ansiedade.

Nossos resultados atingiram o objetivo de investigar a questão do sobrepeso e obesidade e do ganho de peso numa população portadora de diferentes e diversos transtornos mentais. Observamos que realmente existe uma tendência de os pacientes já estarem com sobrepeso e que tendem a ganhar mais peso durante o tratamento.

É interessante que estejamos atentos quanto à isto uma vez que estes pacientes são crônicos, haja vista a média de duração do tratamento, de 4,8 anos, e da quantidade e qualidade dos medicamentos utilizados em seu manejo.

Obviamente, reconhecemos que a amostra é limitada, para que possamos fazer generalizações, uma vez que se trata de uma

população proveniente de clínica privada de Porto Alegre.

Também, certamente numa fase posterior, tendo observado que existe uma tendência de sobrepeso inicial e aumento do peso durante o tratamento, é pertinente que haja aprofundamentos quanto à possíveis relações entre diagnósticos específicos, distúrbios metabólicos hormonais, comorbidades e psicotrópicos utilizados.

6. Conclusão

Nosso estudo inicial, cujos resultados foram expostos aqui, propôs-se a realizar uma avaliação geral sobre a prevalência de sobrepeso e obesidade numa população selecionada, portadora de diferentes e diversos transtornos mentais.

Demonstramos, em nossa amostra, que o IMC final, em média, aumentou ao longo do seguimento, passou de 26,4 $\pm$ 1,2 iniciais para 27,7 $\pm$ 1,4 ao final, demonstrando um incremento significativo ($p=0,01$) e uma tendência de sobrepeso nesta população.

Comparando os gêneros, os homens apresentaram maior média final de IMC do que as mulheres (p=0,03).

Intervenções para controlar o ganho de peso podem se beneficiar da integração com o tratamento para transtornos psiquiátricos.

A equipe psiquiátrica deve estar atenta para a ocorrência de sobrepeso e obesidade nesta população, e também, apta a manejar esta situação com vistas de melhorar a qualidade de vida e diminuir os riscos cardiovasculares e outras comorbidades que estão associadas á disfunção metabólica.

A cronicidade e complexidade destes distúrbios, é potencializada quando ocorrem simultaneamente, justificando a crescente preocupação dos profissionais envolvidos e da sociedade em si, uma vez que são condições altamente incapacitantes e com grande impacto social.

7. Referencia bibliográficas

1. Lopez A D., Murray C C J L. The global burden of disease, 1990-2020.1998, Nature 4(11): 1241-1243.
2. Lupino FS, Wit L M, Bouvy PF, Stijnen T, Cuijpers P, Penninx BWJH, Zintman FG. Overweight, Obesity, and depression - A systematic Review and Meta-analysis of Longitudinal Studies. 2010; Arch Gen Psychiatry 67(3): 220-229.
3. Glassman A. H. Where is Depression, there is Inflammation... Sometimes! 2007, Biological Psychiatry **62**: 280-281.

4. Eric J. Nestler, Michel Barrot, et al. (2002). "Neurobiology of depression." <u>Neuron</u> **34**: 13-25.

5. Farmer A, K. A., Owen MJ, Craddock N, Jones L, Jones I, Gray J, Williamson RJ, McGuffin P. Medical disorders in people with recurrent depression. 2008; Br J Psychiatry 192 (5): 351-5.

6. Friedman, E. (2009). Medical monitoring in patients with bipolar disorder: clinical recommendations." <u>J Clin Psychiatry.</u> **70**(8): e27.

7. Gigante DP, Moura EC, Sardinha LMV. Prevalência de excesso de peso e obesidade e fatores associados. Rev. Saúde Pública 2009, vol.43(suppl.2): 83-89.

8. Petry NM, Barry D, Pietrzak RH, Wagner JA. Overweight and obesity are associated

9. with psychiatric disorders: results from the National
10. Epidemiologic Survey on Alcohol and Related Conditions. Psychosom Med, 2008, **70**(3): 288-97.
11. Cintia Cercato, Ana Maria Carvalho Arguello, Vanessa Quintas Passos, Sandra Mara Ferreira Villares, Alfredo Halpern. (2006). "Systemic hypertension, diabetes mellitus, and dyslipidemia in relation to body mass index: evaluation of a Brazilian population". Revista de Saúde Pública.
12. Calle EE, T. M., Petrelli JM, Rodriguez C, Heath CW . (1999). "Body-mass index and mortality in a prospective cohort of U.S. adults. " <u>NEJM</u> **341**(15): 1097-105.
13. Casey, D. E. "Metabolic issues and cardiovascular disease in patients with psychiatric disorders ".

14. Gadalla, T. M. "Association of obesity with mood and anxiety disorders in the adult general population."

www.ingramcontent.com/pod-product-compliance
Lightning Source LLC
Chambersburg PA
CBHW062332220526

45469CB00008B/2684